Les rebelles chroniques

Vivre avec des douleurs invisibles à l'œil nu

textes & photographies
Elsa Baggenstos

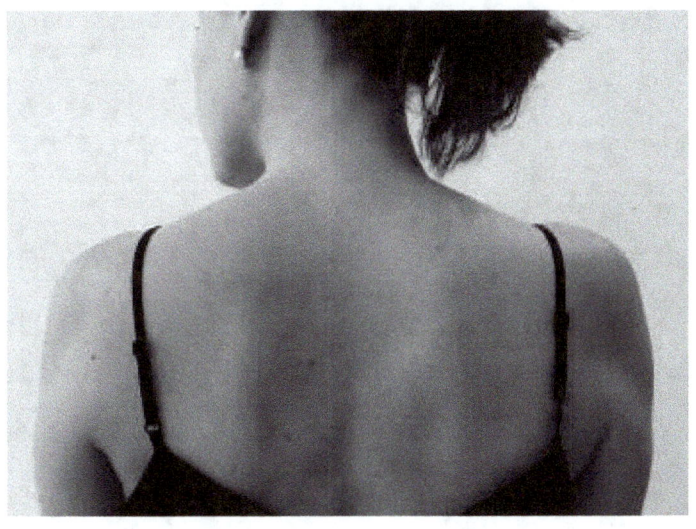

Table des matières

Préambule

Il y a sept ans que je veux écrire ce livre ou plutôt ce témoignage d'une partie infime de ma vie. Sept ans que je vis avec des douleurs dorsales causées par un grave accident de cheval. Sept ans que je sais que je suis une miraculée car je marche, j'utilise mes jambes et je suis en vie. Sept ans et pourtant je ressens ce besoin de déposer ces mots sur une page blanche comme une thérapie. Une thérapie ou un besoin irrépressible que toutes les personnes qui sont dans mon cas puissent être reconnues comme des personnes qui doivent combattre la douleur au quotidien même si elle est invisible à l'œil nu.

Et oui, comme plusieurs maladies, les maux de dos ne se voient pas. On a souvent très mal. Petit à petit, on arrête de parler de nos douleurs car on constate que la plupart des personnes qu'on côtoie ne nous prennent pas au sérieux. Ce n'est pas volontaire de leur part mais vu que nos maux sont imperceptibles, ils ne prennent pas facilement en considération notre souffrance. Les humains croient ce qu'ils voient. On souffre donc en silence. Notre moral faiblit et nous perdons espoir en l'avenir. Gentiment mais sûrement, on devient un poids pour notre entourage malgré notre volonté puisque la fatigue nous gagne et nos émotions jouent aux montagnes russes.

Pour ma part, depuis mon accident, j'ai été bien entourée ce qui m'a permis de continuer à en parler. Je ne suis pas tombée dans le mutisme face à mes douleurs. Il y a, bien sûr, encore des moments de solitude face à ces rebelles chroniques. Des moments d'incertitude, de doute et d'angoisse. Cependant, en écrivant ce témoignage, je réalise tout le chemin parcouru depuis le mois d'août 2016. J'ai donc le désir de partager en toute simplicité mon vécu depuis mon accident et j'espère qu'à travers ces quelques lignes, les personnes souffrant de maux de dos puissent sortir de leur mutisme.

J'ai également l'intime conviction que l'écriture est puissante et qu'elle permet une libération mentale et physique. Elle possède aussi un pouvoir d'extériorisation. Elle est selon moi une belle thérapie qui permet de poser des mots sur ses émotions. En vous dévoilant ce récit, j'apprends ainsi à me découvrir davantage et à m'ouvrir à d'autres pistes me permettant d'atteindre mon but ultime, la guérison totale de mon être et de mon esprit.

Chapitre 1 : L'accident

Août 2016 au Canada, cela fait un mois que je suis sur un autre continent avec une amie, Camille, pour découvrir cette nouvelle culture grâce au Wwoofing. Le Wwoofing est un principe très intéressant qui propose de vivre chez l'habitant en étant nourrie et logée en échange de quelques heures de travail.

Il reste un jour avant que nous rentrions en Suisse, mon pays d'origine. Malgré plein de péripéties pendant ce voyage, je suis très heureuse d'avoir découvert ce nouveau concept et d'avoir pu faire plusieurs balades à cheval pleines de fous rires et de beaux paysages.

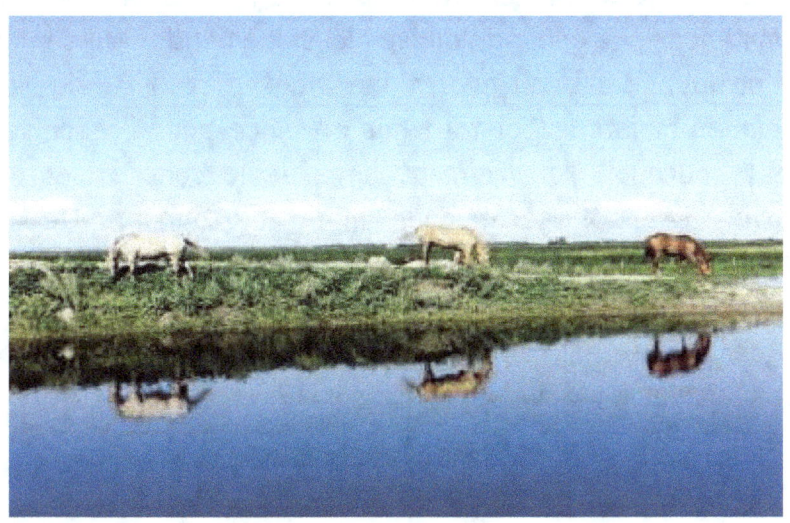

Je monte sur un des chevaux du ranch pour une toute dernière balade. Nous sommes en été, dans une grande forêt. Camille et moi discutons de tout et de rien.

Je me sens puissante et légère. Aucun obstacle ne se trouve devant moi pour continuer de poursuivre mes rêves. Je n'ai pas encore connu le grand amour mais à part cela, tout me sourit. J'ai un très beau métier dans l'enseignement. Je suis entourée d'une famille unie et d'amis en or. J'ai des projets plein la tête. Dans mon esprit, à ce moment précis de ma vie, rien ne peut m'arrêter. J'ai déjà tout tracé mon avenir et j'ai la certitude qu'il dépassera mes attentes.

À mon retour du Canada, tout est organisé pour que je déménage de Neuchâtel à Paris où j'ai l'opportunité de commencer une école de danse classique pendant uneannée sabbatique. Ce beau projet me tient à cœur. Cela fait quelques mois que j'ai tout mis en place pour l'organiser. C'est pourquoi, j'ai vraiment hâte de le concrétiser. Ce nouveau départ sera, pour moi, une opportunité de découvrir un nouveau pays, une nouvelle culture et de sortir de ma zone de confort. J'aime me lancer des défis et ce projet en fait partie. Je partirai seule afin de continuer de me développer personnellement.

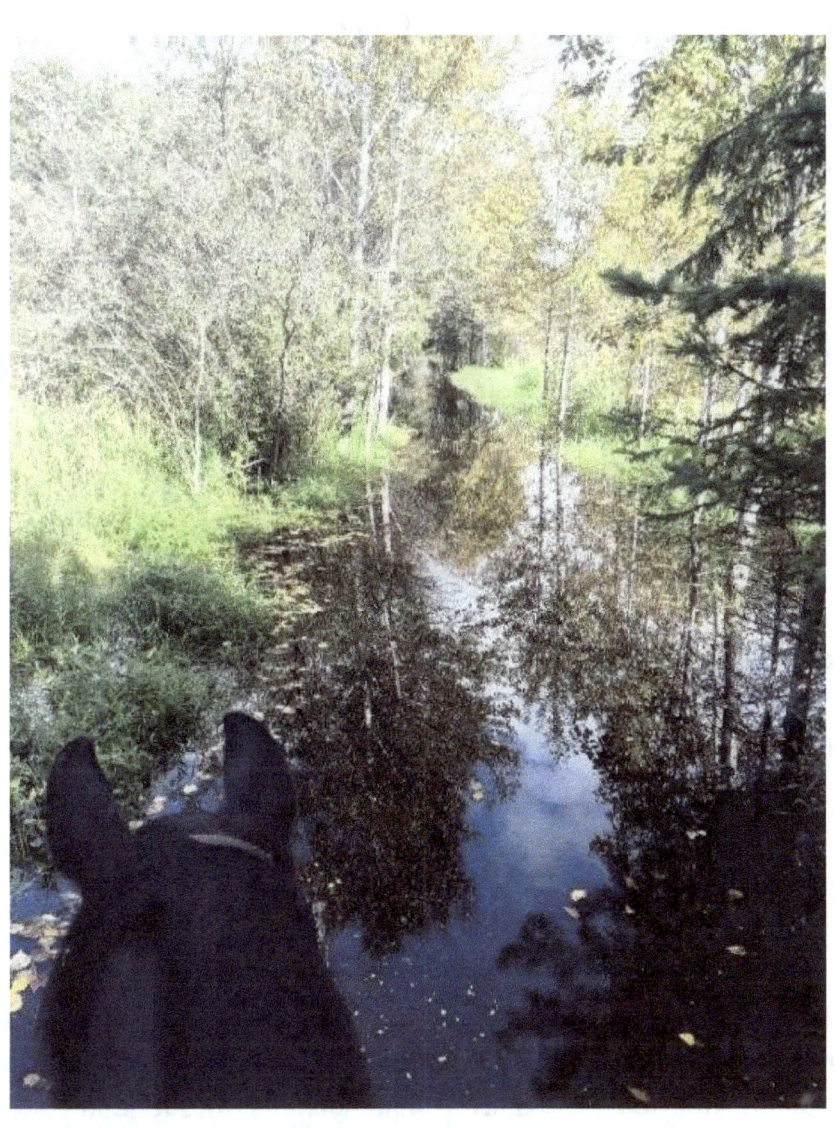

À la sortie des bois, nous débutons un galop. Emmener son cheval au galop pour ceux qui connaissent un peu l'équitation est un sentiment d'extrême liberté. Le temps est comme arrêté, les paysages défilent à gauche et à droite et mon cœur bat la chamade. Je me sens très forte et prête à tout affronter. Plus experte que moi en équitation, Camille est plusieurs mètres devant moi. Afin de maîtriser mon grand cheval, je reste à mon rythme. J'aime cette adrénaline que me procure le fait de galoper. De plus, j'apprécie faire confiance pleinement à mon cheval.

Avec cette grande sérénité, je regarde Camille au loin lorsque tout à coup, plus rien. Juste des sons, des voix lointaines et un très grand nuage blanc devant mes yeux comme une lumière intense. Ma vie défile littéralement devant moi. Je suis comme au paradis mais je sens qu'une lourdeur me retient sur la terre. Je sens que tout mon être hurle très fort. Il pousse des cris stridents et se débat mais je n'arrive pas à savoir contre quoi ou contre qui.

Je n'ai plus aucune maîtrise sur ma vie et sur mon futur. Des sons comme des coups de poing résonnent dans ma tête mais je suis dans l'incapacité de diminuer la douleur que je ressens. En temps normal, je touche la zone blessée et cela réduit ma souffrance. Dans ce nouvel espace, il m'est impossible de le faire. J'ai complètement perdu le contrôle sur mon corps.

Cette lumière intense diminue parfois comme si mon corps désirait revenir à lui. Comme si rien ne s'était passé puis elle réapparaît plus intense, plus profonde.

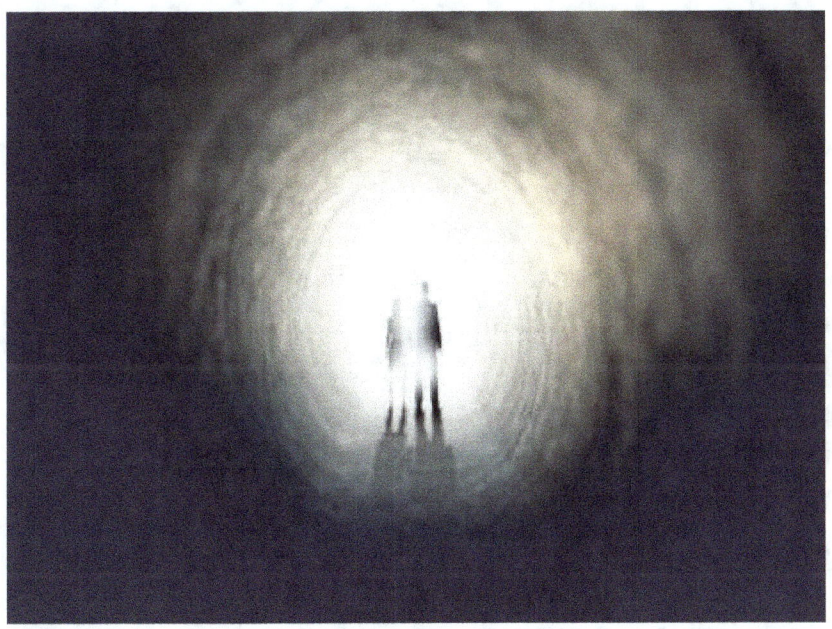

À certains moments, je revois au milieu de ce tunnel lumineux mes erreurs du passé et les mots que j'aurais dû dire de manière différente à certaines personnes. Je me sens nauséeuse. Je sais que je ne suis plus sur mon cheval mais je ne reconnais rien autour de moi. Camille n'est plus présente. Tout est nouveau mais complètement impalpable et angoissant.

J'ai peur. Peur de cette lumière intense. Peur qu'elle se rapproche trop près de moi. Peur de tomber dans ce tunnel incandescent. Face à mes angoisses, j'ai totalement perdu la notion du temps. J'ai envie d'agir, de changer cette situation mais cela m'est impossible.

Quatorze heures plus tard, je reprends gentiment connaissance. Je vois directement le grand sourire de mon amie Camille. Sourire rassurant, sourire qui montre de la fatigue mais sourire tellement salvateur pour moi. Je suis encore en vie. Tout de suite comme un réflexe, je veux bouger mes jambes. Pour mon plus grand bonheur, je réalise qu'elles exécutent ce que je leur demande de faire. Mes jambes ont l'air d'être intactes. Camille m'explique rapidement où je suis et ce qu'il s'est passé. Mon cerveau retient une information sur dix mais je suis en vie et je bouge les jambes. Le reste n'a plus du tout d'importance à mes yeux.

Grâce aux explications de mon amie, je comprends que les médecins m'ont fait passer beaucoup d'examens et d'analyses pendant ces heures d'amnésie. Transportée d'abord en ambulance à l'hôpital le plus proche, j'ai, par la suite, été amenée en avion dans un plus grand hôpital afin que le corps médical puisse être sûr de leur diagnostic.

Nous sommes au milieu de la nuit. Vu que je dois rentrer le lendemain en Suisse, j'ai l'autorisation de rentrer au ranch.

J'ai très mal à la tête et j'ai de la peine à garder les yeux ouverts de manière continue. Les coups de poing ressentis lors de mon amnésie continuent. Quand j'essaie de bouger, mon dos me fait atrocement souffrir. Tout mon corps est lourd dans ce lit presque trop petit pour moi. Je ne me rappelle pas bien mais je sais que la question qui occupe tout mon esprit à cet instant précis est de savoir si je peux encore marcher. J'ai très peur de la réponse. Très vite, Camille me rassure. Elle répond à toutes mes questions complètement décousues. Elle m'explique que la sangle de mon cheval s'est brisée et que j'ai été éjectée de mon cheval au galop dans l'herbe. Elle m'a retrouvée avec la selle entre les jambes alors que j'hurlais en touchant le bas de mon dos.

Ayant une bonne connaissance de l'anglais, elle a directement arrêté une voiture sur le bord de la route et ils m'ont pris en charge. Je comprends que je suis une miraculée car de l'autre côté de mon cheval, il y avait la route. Je suis tombée du bon côté et en plus, mon cheval n'y était pour rien. Je ne peux donc en vouloir à personne à part au matériel. En arrivant au ranch, les propriétaires culpabilisent énormément. Ils pensent que mon accident est de leur faute. Ils sont convaincus qu'ils auraient dû mieux contrôler le matériel. Personnellement, je n'ai aucune envie que quelqu'un porte cette culpabilité. Je suis en vie et je marche. Ces mots reviennent sans cesse dans ma tête lors de mes rares moments de lucidité « Je suis en vie et je marche » !

Chapitre 2 : Le retour en Suisse

Mes souvenirs de cet instant de ma vie sont presque inexistants. Je me rappelle juste qu'à la sortie de l'hôpital, je dois faire quelques pas jusqu'à la voiture du propriétaire du ranch, aidée par celui-ci. Chaque pas me fait très mal dans tout le dos et je ne peux pas me tenir droite. Je suis comme pliée en deux. Cependant, j'ai la certitude que le temps va me guérir. Sortir de l'hôpital aussi vite est pour moi un bon signe.

Par la suite, j'ai un vague souvenir de m'être endormie sur un canapé dans le ranch. Je sais que le lendemain, je dois déjà rentrer en Suisse en prenant plusieurs avions et un bus jusqu'au premier aéroport. Camille, sans rien me demander et avec un sang-froid extrême organise tout pour moi. Elle prend en charge mes bagages, le retour et mon suivi à mon arrivée en Suisse puisque je suis dans l'incapacité de réfléchir à quoique ce soit. Elle prend aussi le temps de m'expliquer que je devrai prendre le dernier vol pour Genève seule, aidée par l'assistance car elle continuera son voyage avec son amoureux pour une année.

Je ne la remercierai jamais assez. Sans elle, je n'aurais jamais pu rentrer aussi vite en Suisse. Je sais que c'est grâce à elle, grâce à son humilité et à son courage que je continue à réaliser mes rêves.

Au petit matin, nous démarrons notre périple. Aujourd'hui en 2023, en écrivant ces quelques lignes, je réalise que j'ai oublié plusieurs heures de ma vie après cet accident. Une grande partie de mon retour en Suisse a été effacé de ma mémoire. En regardant les photos de mon voyage, je découvre une d'elles dont je n'ai aucun souvenir. Cela est très troublant et déstabilisant. J'ai l'air d'être dans un lit d'hôtel. Pourtant, nous avons dormi seulement dans des ranchs lors de notre voyage !

Mon amie Camille, en février 2023, lors d'un repas m'explique notre réel périple jusqu'à Montréal. Après plusieurs heures de bus, nous avons fait d'abord une pause dans un hôtel où j'ai désiré manger une poutine d'où la photo ci - dessous. Après nous être restaurées, nous avons dormi quelques heures. Ensuite, nous nous sommes rendues au premier aéroport à Winnipeg pour voler jusqu'à Montréal. Aucun souvenir de ces instants de vie !

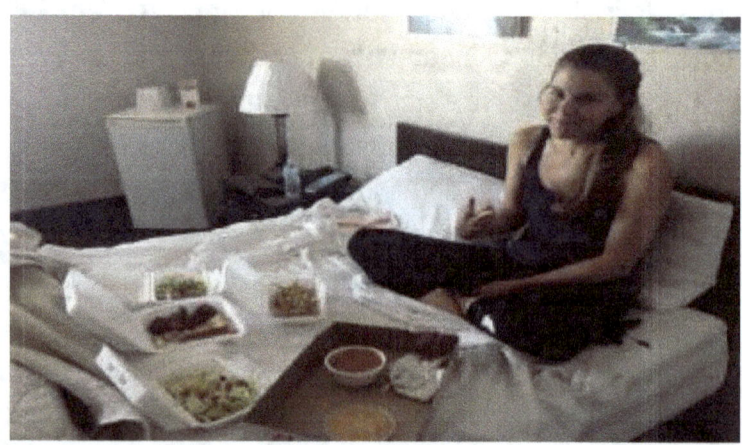

Cette amnésie me montre à nouveau à quel point je suis chanceuse d'avoir été accompagnée par mon amie. Elle est la seule qui a tout vu et qui peut me raconter mon accident et mon retour en Suisse dans les détails.

De mon côté, je me rappelle seulement de mon arrivée à l'aéroport de Montréal où on me place dans une chaise roulante pour faciliter les transferts. Dans ma chaise, lorsque je ferme les yeux, je ressens quelques secondes la paix, moins de douleurs. Lorsque je les ouvre à nouveau, des milliers de voyageurs se bousculent autour de moi et je perds à nouveau la notion du temps.

J'ai envie de pleurer mais je sais que je dois rester forte. J'ai énormément de chance dans mon malheur. De plus, mon amie doit savoir que je suis en sécurité et bien entourée pour rentrer jusqu'en Suisse afin qu'elle puisse continuer son voyage en toute sérénité. Je retiens donc mes larmes et esquisse un faible sourire à Camille.

Ensuite, je vois mon amie avec son sac à dos qui m'explique ce qu'il va se passer pour le reste du voyage, qui me rassure et qui, toute chamboulée, me laisse avec une femme de l'assistance avant de s'en aller. Cettefemme dont je ne connais pas le nom pousse ma chaise roulante. Elle m'aide à atteindre mon siège dans l'avion pour Genève. Dans cet avion qui est la dernière étape de mon voyage, je n'ai aucune maîtrise de ce que je fais. À unmoment donné, je me lève pour me rendre aux toilettes.

À un rythme d'escargot, j'atteins la porte, je l'ouvre et après, le trou noir. Je me suis sûrement endormie un moment sur les toilettes. Ma commotion commence à me jouer des tours. Quelques secondes ou quelques minutes plus tard, je suis à nouveau à mon siège. Je ne sais pas comment. Je l'ai sûrement fait par automatisme, par réflexe. La puissance du corps humain et des habitudes passées ! Je mange très peu car j'ai la nausée. Tous mes muscles me font souffrir. À l'hôpital au Canada, les médecins m'ont dit qu'ils n'avaient rien trouvé au niveau des os, aucune fracture. En tombant de mon cheval, j'ai fait quatorze heures d'amnésie, accompagnée d'une grosse commotion et de douleurs musculaires et articulaires. Le fait que je sois encore pliée en deux quand je marche est la conséquence du choc et du fait que je suis tombée en galopant avec la selle encore entre les jambes. La position assise dans l'avion me fait très mal mais je n'ai pas le choix. Je dois rentrer chez moi pour me soigner le plus rapidement possible.

Arrivée à Genève, ma maman m'attend. Elle m'aide à sortir de ma chaise roulante et à monter dans sa voiture. Contrairement à mon habitude, je ne parle presque pas pendant le trajet du retour. Regarder juste la route en position assise me donne l'impression que je vais m'évanouir d'une minute à l'autre. La seule solution que j'ai pour me sentir un peu mieux est de fermer quelques secondes les yeux. Quand je les ferme, je les crispe car ma tête continue de cogner comme si on me tapait le crâne avec un marteau piqueur.

J'ai peur d'avoir à nouveau une amnésie. Encore traumatisée par mon accident, je sens que tout mon être est tendu. Je suis très reconnaissante d'être arrivée en Suisse, aidée par l'assistance. De plus, je suis tellement soulagée de pouvoir marcher même courbée mais j'ai peur. Peur du futur, peur du regard des gens, peur de revoir sans cesse mon accident et de ne pas arriver à passer à autre chose.

La peur est la projection d'un futur qui n'existe pas basé sur un événement du passé qui n'est pas résolu.

Après ce beau voyage au Canada, je suis censée partir à Paris pour commencer une école de danse classique. Pour l'instant, je ne sais pas si mon projet pourra encore se concrétiser. Les médecins canadiens ont décrit mon état mais ne m'ont donné aucune piste pour me rétablir. Ayant déjà eu plusieurs commotions dans le passé, je sais qu'il faut que je dorme le plus possible dès que j'en ressens le besoin afin que mon cerveau récupère rapidement ses fonctions. Pour mes douleurs musculaires et articulaires, je décide de me rendre chez un ostéopathe car je n'arrive toujours pas à me tenir droite quand je marche.

Il y a seulement quelques mètres entre l'endroit où ma maman me dépose et le cabinet d'ostéopathie mais ce parcours me paraît être un marathon. J'ai envie d'hurler de douleur à chaque pas. C'est la première fois que je réalise que ma douleur est invisible aux yeux des personnes qui virevoltent autour de moi et qu'ils ne peuvent pas comprendre ce que je suis en train de vivre. Je marche donc au ralenti en évitant de croiser le regard des gens. J'ai presque honte de mon état. J'ai l'impression que je n'ai pas le droit d'être ainsi. J'essaie d'accélérer le pas pour que ce moment d'extrême solitude s'arrête au plus vite mais j'en suis incapable. Je baisse la tête et arrive enfin à l'endroit dédié. La séance se déroule bien et me donne à nouveau espoir. Je n'ai plus la sensation d'être pliée en deux en ressortant du cabinet. Comme beaucoup de moments lors de cette période de ma vie, je n'ai aucun souvenir de mon retour chez moi.

Mon corps fait plein de mouvements et d'actions par automatisme mais mon esprit est au ralenti comme sur pause. J'ai besoin de plusieurs séances d'ostéopathie et de beaucoup de repos donc je choisis de rester dans ma maison familiale le temps d'être rétablie. Mon départ à Paris attendra !

Pendant un mois environ, mon quotidien se déroule dans ma chambre, une chambre très sombre puisque les quelques rayons du soleil qui passent entre mes volets me donnent des migraines. Les rares moments où je suis éveillée, j'ai la force seulement de discuter avec mes proches, de manger et de construire un puzzle.

D'ailleurs, ce puzzle est toujours accroché au mur où j'ai grandi. Il me rappelle à chaque fois cette période de ma vie. Cette fleur qui s'ouvre représente pour moi une nouvelle vie, un nouveau départ et de nouveaux objectifs. Sur ce tableau, il y a des zones d'ombre et de lumière. Il en est de même pour ma vie actuelle. Je ne sais pas de quoi sera fait mon futur mais j'ai conscience du miracle d'être en vie et de pouvoir utiliser mes jambes comme autrefois. Réussir à terminer ce puzzle de mille pièces en un mois est pour moi comme un soulagement. Je peux encore atteindre des objectifs. Certes, c'est un résultat futile pour beaucoup. Cependant, à mes yeux, c'est comme si j'ai réussi à grimper le sommet de l'Everest. Chaque réussite, chaque but atteint me permettent de garder le moral au beau fixe.

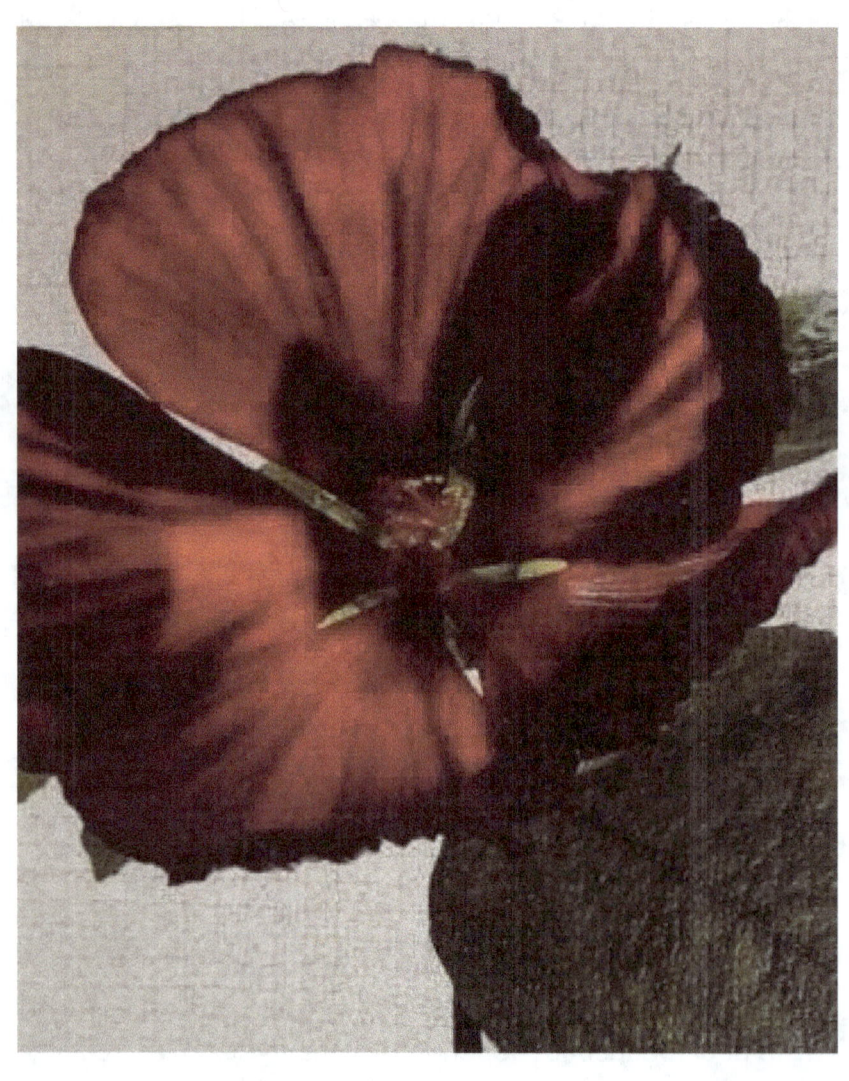

Pour l'instant, aucun médecin ou spécialiste n'a donné son avis sur une éventuelle guérison totale. Mes os n'ont pas été touchés et je peux marcher. Cependant, au niveau de la douleur ressentie, personne ne donne son opinion sur la possibilité qu'elle disparaisse à tout jamais. Je peux donc juste faire preuve de patience, continuer de voir des spécialistes pour les maux de dos, prendre soin de moi le plus possible et laisser faire le temps.

Durant ces quatre semaines, je suis dans l'incapacité de lire quoique ce soit, de regarder la télévision, de faire une activité sportive ou de maintenir des discussions élaborées. Ma commotion a touché ma mémoire à court terme et mes capacités attentionnelles. Lorsque mes proches viennent me voir, je descends dans le salon pour faire bonne figure. Je raconte mon histoire, mon voyage ou écoute leurs dires mais j'ai très vite la tête qui cogne. La sensation que je serais mieux dans mon lit en train de dormir se fait vite ressentir. Ces rencontres me font du bien mais ne peuvent pas être de longues durées car je suis encore très fragile. Je me force donc à continuer de dormir la majorité de mon temps. Lorsque je ferme les yeux, mes maux de tête s'estompent et je me sens apaisée. La position couchée est la seule posture où je n'éprouve aucune souffrance au niveau de mon dos. Dès le réveil, je me sens dans le brouillard et très fatiguée. De nature très active, j'ai très peu d'énergie. Le stress procuré par l'accident et l'anxiété qui s'en est suivie me donnent qu'une envie, dormir pour oublier.

Petit à petit, monter les escaliers n'est plus un effort et je retrouve un rythme normal de marche. Chaque moment où je réalise que je fais des progrès est apprécié et me donne l'espérance que je vais réussir à guérir complètement. J'ai toujours le souhait de partir à Paris. Ce but me permet de me projeter dans l'avenir et me donne de la force pour avancer.

En revanche, je commence à réaliser que je vais devoir annuler mon école de danse. Premier projet que je dois abandonner à cause de mon accident. L'école de danse a déjà débuté. De plus, mes capacités physiques ne me permettront pas de la commencer même deux mois plus tard.

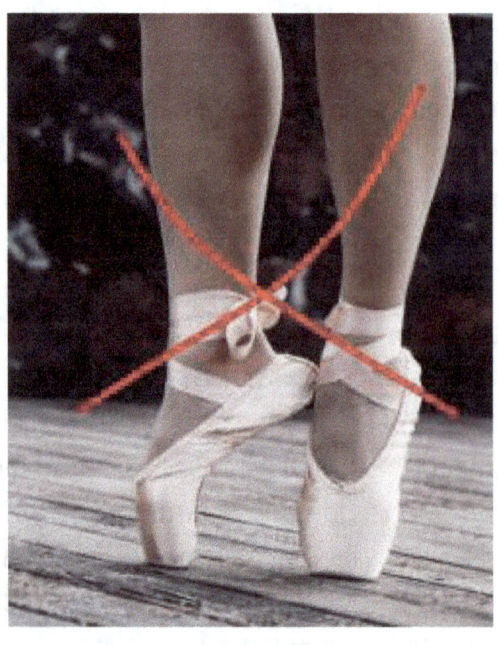

Je désire tout de même rester positive. Je sais que je suis une miraculée et que d'autres personnes n'ont pas eu ma chance. Pour ces personnes, je dois garder la tête froide, surpasser mes peurs et faire les bons choix pour modifier mon futur en fonction de mes nouvelles capacités.

En plus des séances d'ostéopathie, je me rends à des séances de massage. Petit à petit, les douleurs ressenties dans mon dos diminuent. J'ai toujours l'espoir qu'elles vont disparaître intégralement.

Début octobre 2016, je commence à finaliser mon projet à Paris. Je me sens mieux car je ne ressens plus de migraines intenses. Je réussis à calmer mes maux de tête moins fréquents avec des huiles essentielles et du repos. Mon dos reste très sensible mais je peux reprendre la natation tout doucement afin de me muscler à nouveau et de diminuer la souffrance endurée.

Vu que je ne commence pas mon école de danse, je décide de me laisser cette année sabbatique pour continuer mon chemin sur la voie de la guérison totale. Je n'ai donc aucun objectif précis contrairement au programme de base. Dans mon malheur, je réalise à quel point c'est une aubaine d'avoir cette année à disposition sans exercer ma profession car je me sentirais dans l'incapacité de travailler correctement en tant qu'enseignante.

Les élèves demandent beaucoup d'attention et la mienne est encore réduite. De plus, lorsque j'entreprends une activité que ce soit sportive ou intellectuelle, mon corps a très vite besoin de repos. Je ne peux plus être hyperactive comme avant mon accident. Je suis obligée de ralentir, de me fixer des priorités par rapport à mes activités quotidiennes. Finalement, se rendre chez des spécialistes des maux de dos demande du temps et de la disponibilité. Après chaque massage, chaque séance d'ostéopathie ou chaque session d'acupuncture, je reste deux ou trois jours chez moi ou plutôt dans mon lit pour que les bienfaits de la séance puissent agir sur mon corps à long terme.

Après mon accident, je n'ai pas fait de rééducation et aujourd'hui, en 2023, quand j'écris ces quelques pages, je sais qu'il aurait été préférable d'en faire. L'objectif de la rééducation est d'améliorer la qualité de vie du patient et son autonomie. J'ai eu une perte de certaines de mes capacités et la rééducation aurait peut-être permis de retrouver l'usage complet des zones de mon corps qui ont été lésées. Je ne vis pas avec des regrets mais je me permets de donner ce conseil à toi qui est en train de me lire. Prends le temps de faire de la rééducation si tu as subi un traumatisme. Pour ma part, j'étais pressée de partir à Paris. Je n'ai pas pris le temps. Je pensais à tort que j'allais guérir rapidement et que la douleur allait de jour en jour s'effacer. De nature, je ne suis pas une personne patiente et je n'aime pas qu'on me donne des directives précises.

De ce fait, je voulais très vite, si c'était possible, vivre comme avant mon accident. Il ne fallait surtout pas me parler de rééducation. J'aurais dû suivre des exercices bien précis, changer mes gestes du quotidien, adapter mon logement et mes activités hebdomadaires.

J'étais dans le déni de mon état ou dans l'espoir puissant que la médecine alternative et mon nouveau départ à Paris allait me guérir complètement mais le corps humain est comme une machine. Si la machine a un défaut, elle commence à dysfonctionner.

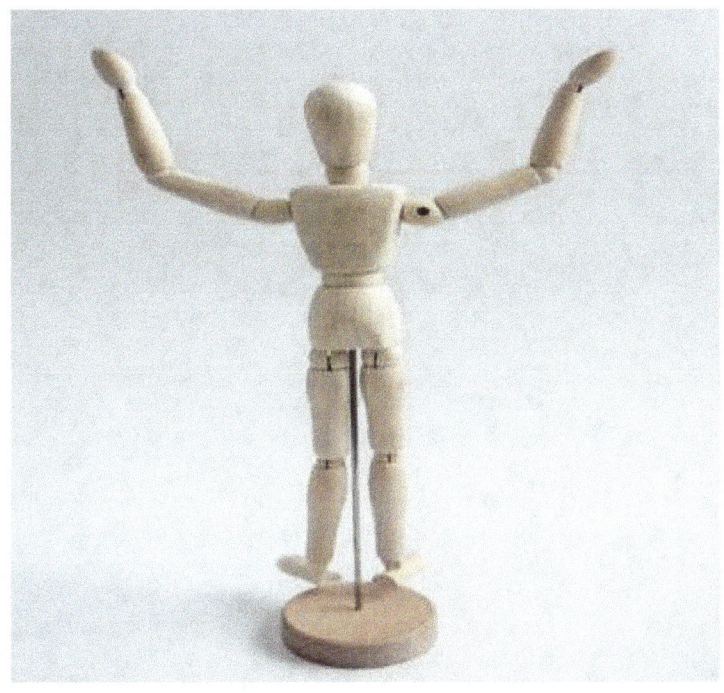

Chapitre 3 : Un nouveau départ à Paris

Le grand jour est arrivé. Je pars pour Paris, plus précisément pour Franconville, petite ville dans la périphérie de la capitale française. Je vais vivre dans une chambre dans la maison d'une dame nommée Micheline. J'ai l'impression d'être à nouveau une étudiante mais cela me convient parfaitement. Micheline a un grand sens de l'humour, m'accueille à bras ouverts et me permet de vite prendre mes marques. Je réalise très vite qu'on a placé sur ma route plusieurs personnes qui vont être des acteurs sur le chemin de ma guérison.

Moralement, c'est dur. Je suis loin des personnes qui ont su ce que j'ai vécu et qui savaient être à l'écoute de mes besoins. Il n'y a pas un jour où je me réveille et où je me dis que mes douleurs ont belle et bien disparu. De plus, je fais encore beaucoup de cauchemars de l'accident. Chaque fois, c'est le même cauchemar. Je suis couchée sur l'herbe. Camille est en train de me regarder de très près. J'hurle de douleur. Je touche le bas de mon dos et je n'arrive plus à bouger mes jambes. Cet événement marquant me réveille presque toutes les nuits en sursaut. En réalisant que je peux encore bouger mes jambes, je respire à nouveau calmement. On m'explique plus tard que ce phénomène est tout à fait normal car je n'ai aucun souvenir réel de l'accident mais mes yeux, eux, étaient ouverts et se souviennent de chaque détail.

En revanche, ce nouveau départ dans la ville lumière tombe à pic. À Paris, chacun peut être qui il veut. Je le comprends rapidement.

Par conséquent, je prends la décision de ne pas parler de mon accident aux nouvelles personnes que je rencontre afin d'éviter de ruminer sans cesse ce moment. De plus, je me dis que si j'en parle le moins possible, mes douleurs vont petit à petit disparaître. Seulement une amie parisienne, Nathalie le sait. Nathalie est très à l'écoute et me permet de ne pas oublier de prendre soin de moi.

Pour prendre soin de moi, j'essaie d'être à l'écoute de mon corps. J'organise mes activités et mes visites de Paris en fonction de mon énergie. Certains jours, je reste simplement chez Micheline pour me reposer, pour mettre sur pause mon cerveau afin d'éviter que les maux de tête reviennent. Je continue la natation et les séances de massage. Le fait d'avoir tout le temps pour faire ce que je veux, me permet petit à petit d'avoir à nouveau le moral et d'oublier parfois la douleur.

J'ai encore très mal au bas du dos, surtout à ma hanche gauche, ce qui me provoque des maux dans toute la jambe. Les muscles trapèzes sont également très douloureux. J'évite de prendre des médicaments quand j'ai mal car je ne désire pas devenir dépendante de ces petites pilules. J'utilise plutôt la médecine douce.

Je découvre la puissance des huiles essentielles, de l'acupuncture et de la spiritualité face à ma souffrance.

Avec Micheline, nous développons une grande complicité. Nos fous rires me font un bien fou. À chaque fois que je rentre d'une virée sur Paris, nous prenons le temps de discuter sur le pas de la porte de ma chambre. Nos échanges me permettent de réaliser à quel point j'ai encore beaucoup de rêves à réaliser. Sa maison est loin de la gare. Je marche beaucoup si je désire me rendre à une activité sur Paris ce qui me permet de garder une bonne musculature. Cette musculature favorise la diminution de mes douleurs. De plus, je suis dans une très bonne dynamique. Je prends le temps de me reposer si mon corps en ressent le besoin et le reste du temps, je cherche à faire de nouvelles rencontres et des activités originales ce qui est très grisant pour moi.

Centre mondial de l'art, de la mode, de la gastronomie et de la culture, Paris m'offre la possibilité de réaliser de nouveaux projets. Je ne le répèterai jamais assez, je peux marcher et je sais la chance que j'ai par rapport à d'autres personnes accidentées. Cependant, au-delà de mon école de danse, j'ai dû, au fil des jours, abandonner ou repousser plusieurs projets de vie à cause de mes douleurs dorsales. Je pense que le fait d'avoir déménagé à ce moment précis fût une chance pour moi car j'ai plus facilement accepté de lâcher prise sur certains objectifs fixés.

Même si au départ, ce n'était pas gagné. Personne n'a envie qu'on lui coupe les ailes en plein vol. Le plus difficile fût de renoncer à des activités me procurant de l'adrénaline, des frissons. En faisant beaucoup de développement personnel, je prends la décision de me détourner de ce besoin de sensations fortes. Mon accident me sert de leçon. Je ne mets pas une croix sur toutes les activités qui me font prendre des risques mais je suis plus à l'écoute de mon corps. Dans mon cas, mon cheval n'était pas coupable mais cet événement le plus marquant de ma vie m'a fait prendre conscience que tout peut basculer en une seconde. Les sensations fortes attendront puisque j'ai compris à quel point il est important de pouvoir marcher.

Pratiquant le ski depuis toute petite, je décide ainsi d'arrêter cette activité pendant plusieurs années. Je ne souhaite pas prendre le risque de tomber à nouveau sur la tête. Je repousse également la reprise de l'équitation. D'une part, je dois d'abord régler le stress lié à mon accident de cheval et d'autre part, je suis très anxieuse à l'idée de faire des activités où je ne suis pas complètement maître de mes mouvements. En équitation, c'est la confiance mutuelle entre le cheval et le cavalier qui fait que ce sport peut être pratiqué en toute quiétude. Ma confiance étant limitée, le cheval va le ressentir très rapidement. Il sera alors moins à l'écoute de mes directives et je ne retrouverai pas la satisfaction vécue dans le passé.

Aimant la randonnée comme les vias ferratas, je suis presque rassurée car je n'ai pas cette tentation à Paris. Ce n'est pas au centre de la capitale française que j'ai l'occasion de faire ce type d'activité.

Passionnée de danse latine, Paris est aussi un lieu où les soirées sont nombreuses. Très vite, je réalise que je n'évoluerai plus comme prévu en bachata. Les mouvements saccadés de cette danse me donnent des douleurs très violentes dans le dos. De plus, je doissouvent pencher la tête en arrière. Après quelques minutes de danse, j'ai l'impression que l'ensemble de mon dos est enflammé et que j'ai compromis tout le travail effectué pour me rétablir. Pour pratiquer cette discipline, je suis censée faire confiance à mon partenaire mais cela m'est impossible. J'ai une peur bleue de perdre à nouveau connaissance et de revoir cette lumière blanche intense. C'est pourquoi, je choisis minutieusement mes partenaires de danse avec qui je peux pratiquer les danses latines en toute sécurité.

Grande lectrice, je comprends que je dois aussi abandonner cette passion pour un moment. C'est une activité qui me fatigue très rapidement et qui me procure des maux de tête violents après quelques pages lues. De surcroît, je n'arrive plus à mémoriser autant bien qu'avant ce que je parcours des yeux et donc ce n'est plus un plaisir de lire pendant toute une soirée.

Malgré tout, je reste vivre quatre ans dans la ville lumière au lieu d'une année puisque chaque journée est un émerveillement. Dans cette ville, je peux facilement me créer de nouveaux objectifs et de nouvelles passions ce qui me permet de ne pas tomber dans un état de déprime post-commotionnel.

Constamment à la recherche de nouvelles activités parisiennes passionnantes qui sont abordables à tous, on commence à me surnommer « Miss bon plan ». Grâce aux pièces de théâtre, cinémas, émissions de télévision, visites culturelles, voyages, rencontres amicales, petits jobs en tout genre, les jours filent et ne se ressemblent pas.

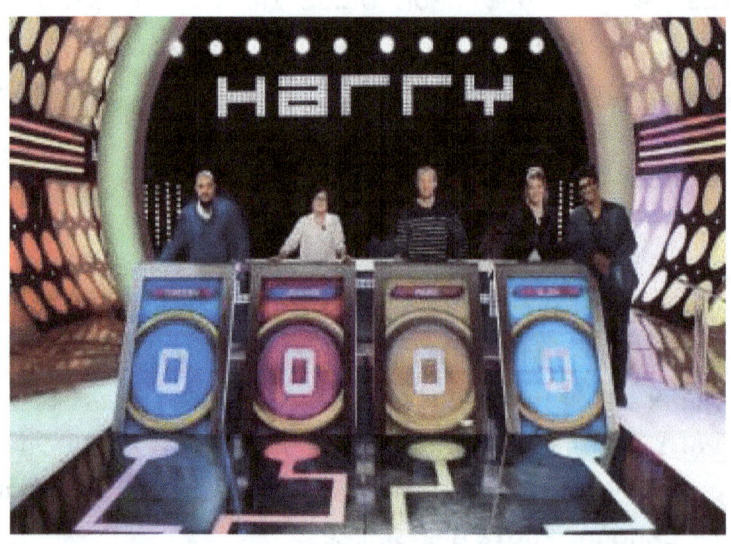

Ce besoin perpétuel de nouveautés fait partie de ma personnalité. Toutefois, je sais qu'il est là pour me permettre d'oublier plus rapidement mon traumatisme. Cela fonctionne pour mes cauchemars. Au bout d'une année, je ne rêve plus de mon accident ce qui est une très grande étape pour moi. Par contre, mes douleurs dorsales deviennent au fil des mois chroniques. Elles ne me quittent plus sauf quand je dors profondément.

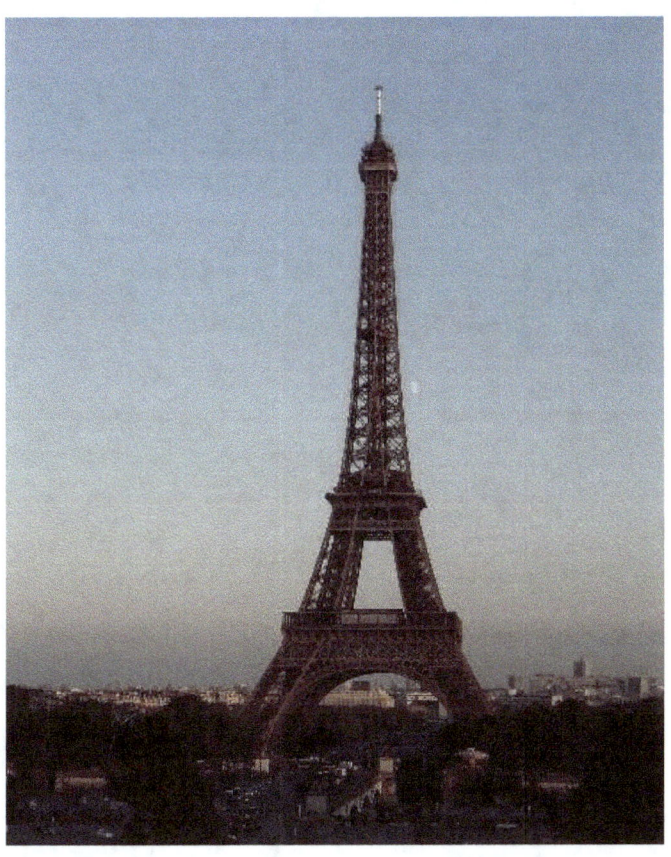

Chapitre 4 : De spécialiste en spécialiste

Pendant ces quatre années à Paris, j'ai vu beaucoup de spécialistes pour essayer d'apaiser les douleurs lancinantes que je ressens dans la nuque et le dos. Ostéopathes, acupuncteurs, masseurs, médecins généralistes, podologues, kinésithérapeutes, tous me donnent leur avis. Ce qui est sûr, c'est que l'imagerie par résonance magnétique ne montre pas de lésion importante au niveau de ma colonne vertébrale. Elle signale que j'ai une importante scoliose, un peu d'arthrose et un décalage au niveau de ma hanche gauche. Par conséquent, rien d'alarmant pour le corps médical sauf que mes douleurs dorsales persistent encore et encore.

À chaque rendez-vous, on me demande de noter la douleur ressentie sur dix. J'ai toujours trouvé difficile de répondre à cette question. Oui, je ne suis pas en train d'hurler comme lors de mon accident mais il n'y a pas une minute de vie où je me dis que cette souffrance musculaire, articulaire ou nerveuse a complètement disparu. Je leur réponds donc la plupart du temps six sur dix mais sans grande conviction. Il en est de même quand on me masse. On me demande souvent si les endroits touchés ne sont pas trop douloureux. Vivant avec cette douleur quotidiennement depuis maintenant quatre ans, je m'y suis presque habituée et il m'est très difficile d'expliquer précisément ce que je ressens.

Toutefois, j'essaie d'être la plus explicite possible pour que le spécialiste comprenne ce que je vis réellement et puisse trouver petit à petit des solutions à mes maux.

Chaque médecin me donne des conseils ou des exercices à mettre en place chez moi. Je les fais de manière régulière avec l'espoir que cela va améliorer mon état physique et psychique.

Après chaque séance chez l'ostéopathe, le masseur ou le kinésithérapeute, la souffrance diminue pendant environ deux semaines puis elle réapparaît au même endroit avec une intensité identique. Quand elle ressurgit, je le vis comme un échec personnel. Personnel puisque depuis mon accident, guérir complètement est devenu un de mes buts principal.

Moralement, j'ai de moins en moins d'énergie pour trouver des solutions à mon mal-être. J'ai envie de renoncer et d'arrêter de me rendre chez des spécialistes. Malgré tout, avec l'aide de mon mari (oui entre-temps, j'ai trouvé l'amour !), je regarde ce qui est encore possible de mettre en place. Il me conseille de prendre un rendez-vous chez un rhumatologue. C'est un spécialiste des maladies des os, des articulations, des muscles et des tendons. Il traite et prévient les douleurs du cou, du dos et de toutes les articulations du squelette.

Nous sommes en novembre 2020. Au niveau des lombaires, il y a une très belle progression mais je me bats depuis mon traumatisme crânien contre des maux dans l'épaule, le bras et la jambe du côté gauche. Les muscles trapèzes ne cessent également de me torturer.

Ces rebelles chroniques ne me laissent jamais tranquilles. Elles font partie de moi mais je ne suis pas encore prête à les accepter au quotidien. J'ai l'espoir qu'elles peuvent avec de la persévérance, de la patience et du temps disparaître à tout jamais. Je suis prête à les quitter et à laisser derrière moi le souvenir de mon accident. De leur côté, elles ne sont pas du tout du même avis. Au réveil, elles me rappellent le mois d'août 2016. En me levant, elles se disent qu'il serait bien de me faire une piqûre de rappel que le passé est encore bien présent. Lors de mes activités sportives, elles désirent participer pour ne pas être en reste. Quand je suis malade, elles s'associent à mes virus pour être encore plus fortes. En position assise, elles me font croire qu'elles sont parties en voyage et dès que je me lève, elles me narguent en me précisant que le voyage ne fût pas de longue durée. Pendant mes moments de shopping, elles limitent mes achats en me rappelant que la position statique est contre-indiquée. Avec leur esprit rebelle, elles ne sont jamais bien loin et toujours prêtes à dégainer pour me rappeler que les solutions mises en place ne sont pas totalement adaptées.

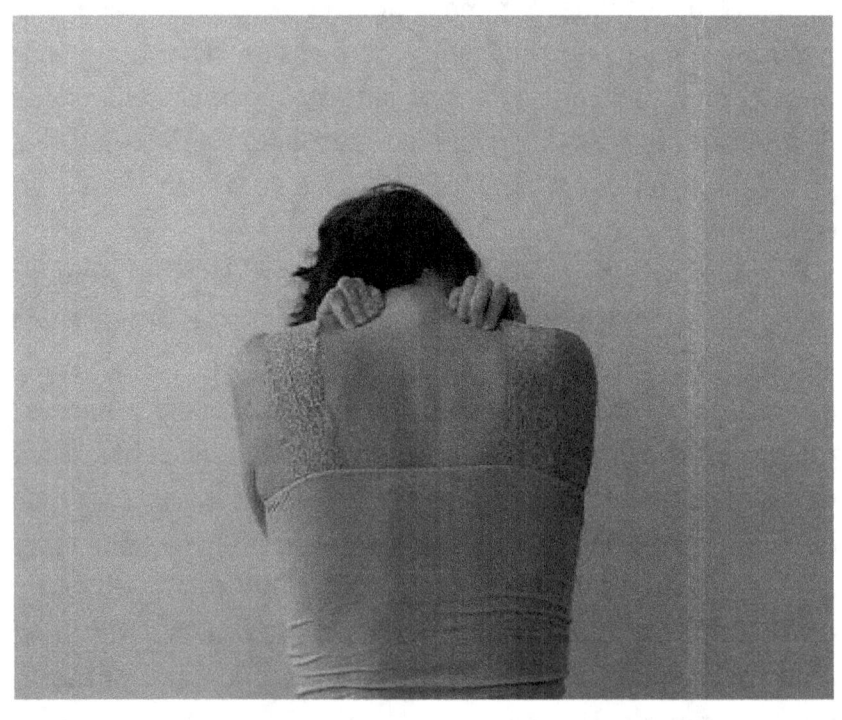

Par conséquent, pour ne pas laisser trop de place à ces rebelles chroniques dans ma vie, je prends rapidement rendez-vous chez un rhumatologue. Je m'y rends en essayant de n'avoir aucune attente pour ne pas être trop déçue. Il m'ausculte et me propose de me rendre chez un kinésithérapeute pour mon épaule gauche car il pense que j'ai une tendinite. Il me dit également que si mes douleurs persistent malgré les séances de kinésithérapie, il faudra faire des infiltrations de cortisone.

Les infiltrations de cortisone servent à contrôler la douleur reliée à une crise inflammatoire aiguë localisée. En sortant du cabinet, je suis complètement déstabilisée. Je sais que la cortisone, à elle seule, ne permet que rarement de guérir la pathologie. Ce processus doit s'inscrire dans un ensemble d'interventions qui visent à soulager la douleur et la reprise d'activités. L'infiltration de cortisone est donc un traitement à court terme qui permet de sortir d'une crise inflammatoire déclenchée par une blessure, une arthrose décompensée ou une maladie inflammatoire. Je ne suis pas prête à entendre qu'il n'existe plus que cette solution pour me soulager.

De plus, le rhumatologue a ciblé seulement mon épaule gauche mais il y a plusieurs autres endroits qui sont douloureux et pour lesquels je n'ai toujours pas de piste pour me rétablir. En rentrant chez moi, j'essaie de relativiser mais je n'y arrive pas. Différentes émotions me submergent. Je suis d'abord en colère. En colère contre moi car j'ai l'impression que j'aurais dû mieux vérifier le matériel avant de monter sur le dos de mon cheval. Avec une meilleure attention, rien de tout cela ne serait arrivé. Je décide de ne pas vivre avec des regrets et chasse rapidement cette émotion négative. C'est alors que la peur apparaît. Je suis tétanisée à l'idée de devoir utiliser un médicament, la cortisone, en dernier recours. Je suis persuadée que ce ne sont que les remèdes naturels qui peuvent réellement me guérir.

Je ne suis pas du tout prête à accepter cette solution médicamenteuse. Je mets de côté cette émotion en décidant de ne pas accepter de faire des infiltrations de cortisone. J'ai la certitude que je peux guérir en corrigeant ma posture, en faisant des exercices ciblés, en adaptant mes activités quotidiennes et en me musclant. Les médicaments peuvent provoquer des effets secondaires et je ne désire surtout pas ajouter à mes rebelles chroniques d'autres symptômes à long terme. La peur disparue, la tristesse commence à me submerger. Je me permets de la laisser venir et de pleurer. Je me sens tellement impuissante. C'est la première fois de ma vie où je suis dans l'incapacité de trouver une solution à un de mes problèmes. Pleurer me permet de relâcher une partie de la pression que j'ai mise sur mes épaules depuis le mois d'août 2016. Pression qui s'est installée petit à petit car je désire guérir à tout prix mais je n'y arrive pas. De plus, ce rendez-vous m'a fait réaliser qu'il sera peut-être impossible de guérir sans l'aide de médicaments. Je ne suis pas encore prête à accepter cet état de fait. Je laisse donc la tristesse m'envahir l'espace de quelques instants.

Je me rends tout de même chez le kinésithérapeute pour ma tendinite. Après une quinzaine de séances, mon épaule gauche peut à nouveau se lever sans me faire trop souffrir. C'est une nouvelle victoire mais le combat n'est pas terminé. Je dois continuer à faire mes investigations pour avancer vers le chemin de la guérison totale.

Par le biais de ce livre, je tiens à remercier tous les spécialistes des maux du dos qui me suivent depuis mon accident. À chaque séance, ils savent être à l'écoute de ce que je ressens. Chacun avec sa méthode a l'espoir que j'aille mieux et ils me transmettent leurs ondes positives. Il est difficile de cibler la cause d'une douleur si elle n'est pas visible à l'œil nu et sur les radiographies. Cependant, je ne me sens jamais jugée. Ils me prennent en charge même si mes douleurs sont imperceptibles à leurs yeux. Chaque rendez-vous est donc un moment où je me sens entendue et comprise. Cela me permet de ne pas rester dans le mutisme de ce que je vis au quotidien et de garder l'espoir d'une guérison totale. Un grand merci au corps médical pour leur soutien tout au long de ces années !

Chapitre 5 : L'impact sur ma vie sociale et professionnelle

Aujourd'hui encore, sept ans plus tard, mon traumatisme crânien affecte ma vie sociale et professionnelle. Normalement, les personnes ayant subi une commotion cérébrale n'auront plus de symptômes environ quatorze jours après l'accident. Par contre, jusqu'à 30% d'entre eux auront des symptômes qui persisteront au-delà de cette période de récupération. Ces personnes risquent de développer un syndrome post-commotionnel, c'est-à-dire des symptômes qui se chronicisent et perdurent plusieurs mois, voire plusieurs années.

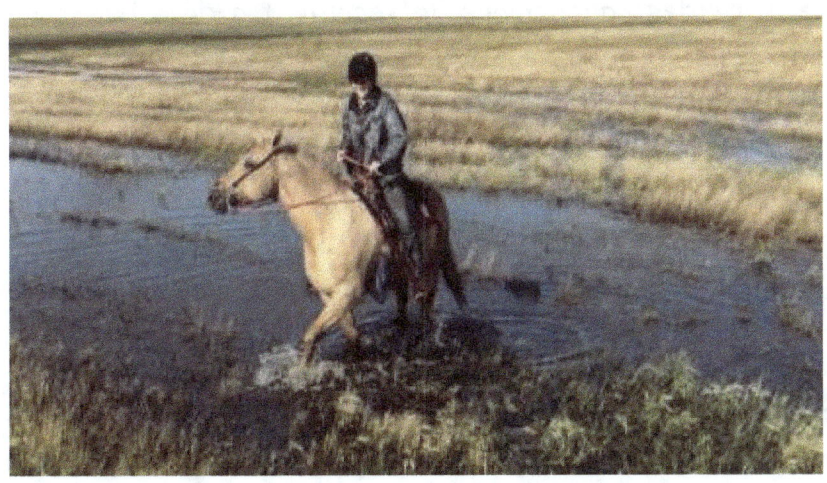

Pour ma part, au fil des jours depuis mon traumatisme crânien qui n'était pas le premier, j'ai appris à me connaître. J'ai étudié les symptômes post-commotionnels. Je ne me cache pas derrière eux pour arrêter d'évoluer mais je sais qu'ils sont encore bien présents dans mon quotidien. Je veux savoir les reconnaître afin de les surmonter sans que mon entourage en subisse les conséquences.

Pour mon plus grand bonheur lorsque j'écris ce témoignage, je n'ai presque plus jamais de maux de tête. Ma mémoire à court et à long terme est redevenue normale. Je n'ai plus de moment de confusion et d'étourdissement. L'anxiété, au fil des mois, a également disparu. Grâce à un grand travail personnel, j'ai réussi à surmonter le stress provoqué par mon accident et l'angoisse de retomber sur la tête. Le jour où j'ai arrêté de faire des cauchemars de l'accident a déjà beaucoup aidé dans ce processus. En revanche, par rapport à une autre personne, je me sens encore très vulnérable. Je sais que je n'ai pas le droit de faire à nouveau un traumatisme crânien car le prochain pourrait être fatal. De ce fait, je suis dix fois plus prudente lorsque je fais une activité qui pourrait être risquée.

Cette nouvelle attitude précautionneuse est un mal pour un bien. Certes, mon quotidien est moins aventureux mais il est plus réfléchi. Je profite dix fois plus du moment présent car j'ai compris la fragilité de mon existence.

C'est une belle prise de conscience qui me permet d'accepter toutes les opportunités qui s'offrent à moi au lieu de les repousser à plus tard. J'ai aussi un besoin accru de sommeil. Même en ayant dormi plus de huit heures par nuit, j'ai parfois des somnolences durant la journée et je ressens souvent de la fatigue extrême alors que je n'ai rien fait de spectaculaire. Je suppose que la fatigue ressentie durant la journée est due à mes douleurs dorsales. Le mal de dos entraîne des troubles du sommeil et mal dormir peut aggraver mes douleurs. Cela devient très vite un cercle vicieux. Ce sentiment d'être dans le brouillard ou cette baisse d'énergie indique à mon corps qu'il faut que je ralentisse. Actuellement mère au foyer, j'ai à nouveau la chance de pouvoir adapter mes activités en fonction de ces moments où je me sens au ralenti. Je n'ai pas de difficulté à m'endormir contrairement à certaines personnes ayant subi des traumatismes crâniens à répétition. C'est pourquoi, je profite de dormir en même temps que mon enfant pour éviter d'avoir des sautes d'humeur.

Les sautes d'humeur sont également un symptôme post- commotionnel. Depuis mon accident, je sais que je suis dans l'obligation de dormir suffisamment pour éviter d'être facilement irritable. Si je manque de sommeil, mes douleurs dorsales augmentent et je sais que je serai plus sensible à ce que l'on va me dire. Je vais m'énerver ou être dans un sentiment de tristesse très rapidement sans forcément de raison valable.

Je n'aurai plus la force de me battre contre mes rebelles chroniques et je serai moins à l'écoute de l'autre. Être dans cet état d'esprit où mes émotions font les montagnes russes n'est pas agréable pour moi mais surtout pour mon entourage. C'est pourquoi, au fil des mois, j'en ai pris conscience et j'essaie d'éviter de me mettre dans une telle situation. Pour bannir ces moments d'inconfort, je prends le temps de dormir. Au début, j'avais l'impression que c'était une perte de temps d'être dans les bras de Morphée. Aujourd'hui, j'ai compris qu'il est préférable pour moi de mettre mon cerveau et mon corps sur pause pendant quelques heures au lieu d'être dans un état irascible, état inconfortable pour mes proches et contraire à mes propres valeurs.

Un autre syndrome qui peut perdurer après une commotion est le fait d'être sensible aux bruits. Lorsque je suis, par exemple, à des fêtes familiales et qu'il y a beaucoup de monde, je le ressens. J'ai rapidement des maux de tête qui apparaissent et l'envie de m'isoler pour être seule dans une pièce insonorisée. Cette sensibilité a déjà beaucoup diminué au fil des années et j'ai appris à prendre sur moi pour pouvoir profiter pleinement de ces beaux moments. Après la réunion familiale ou amicale, je récupère en dormant plus longtemps. Si c'est un jour où je suis dans l'incapacité de dormir, je prends par moments des médicaments pour diminuer plus rapidement mes maux de tête.

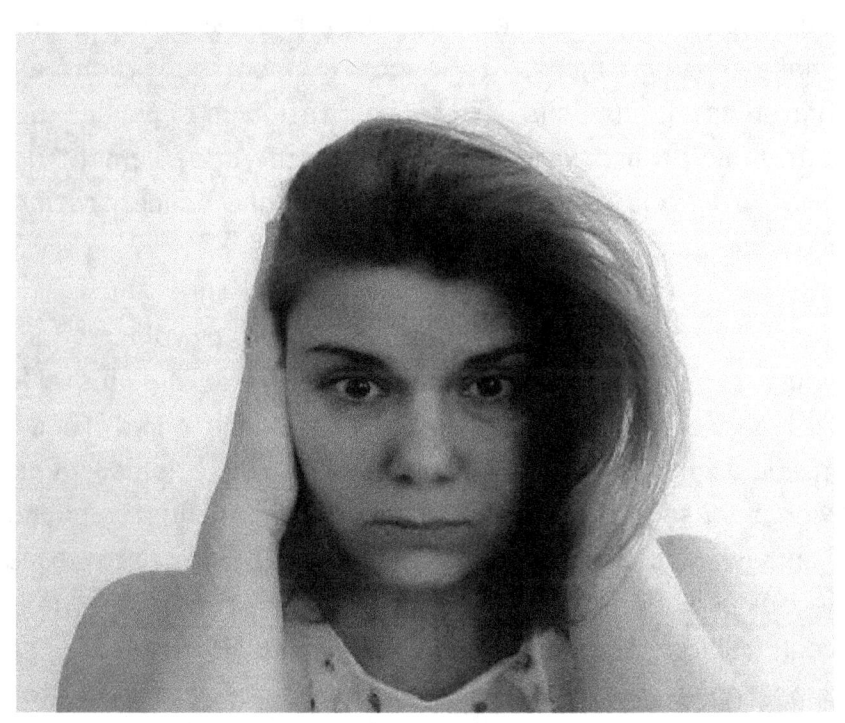

Au niveau de ma concentration, elle est encore diminuée. Avant mon accident, je pouvais lire un livre de deux cents pages en une soirée sans aucun problème. Actuellement, après cinquante pages, je me sens fatiguée. J'ai appris à m'arrêter au bon moment, juste avant d'attraper des migraines. Au niveau professionnel, étant dans l'enseignement, j'ai adapté mon quotidien en travaillant à domicile. Cette adaptation m'a permis de continuer de pratiquer mon métier car j'ai seulement un élève à la fois et je peux donc avoir une concentration optimale sans me fatiguer trop vite.

Mon entourage m'aide également à vaincre mes peurs provoquées par ma mésaventure. Parfois, juste le fait de parler de mes douleurs ou de mon choc crânien m'aide à voir l'avenir de manière plus sereine et plus légère. Mon mari sait au quotidien trouver les mots justes quand j'ai mal au dos et quand je perds espoir. S'il constate que je n'ai plus d'énergie, il cherche à ma place des solutions pour m'aider sur le chemin de la guérison totale. En apprenant à me connaître, il a compris que je suis limitée dans certaines de mes capacités physiques. Il est donc inutile de me mettre sans arrêt à l'épreuve. Pour lui, ce n'est pas facile tous les jours de me comprendre vu que mes douleurs ne sont pas apparentes. Néanmoins, il est patient et son soutien au quotidien me permet de ne pas sombrer dans la dépression. La dépression peut être aussi un syndrome post-commotionnel.

Tout au long de mon rétablissement, étant bien soutenue, j'ai été épargnée par cette maladie psychique. Cette maladie est caractérisée par une grande tristesse persistante et un manque d'intérêt ou de plaisir pour des activités auparavant enrichissantes. Elle me guettait de près vu que j'ai dû adapter mon quotidien à mes nouvelles capacités mais ces moments de tristesse ne sont jamais devenus durables car je suis soutenue et entendue par mes amis, ma famille et mon conjoint.

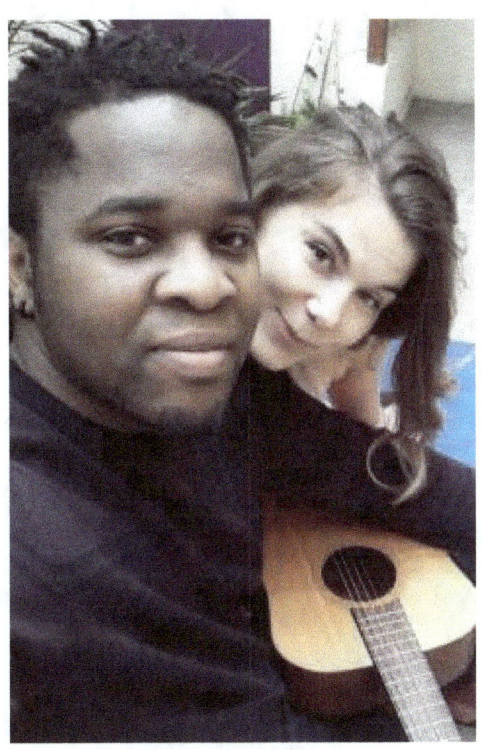

Chapitre 6 : Des pistes pour continuer à réaliser mes rêves

Pour conclure sur une note positive, j'aimerais vous partager quelques conseils que j'ai mis en place dans ma vie pour continuer de réaliser mes rêves en vivant avec des douleurs invisibles à l'œil nu.

D'une part, j'ai pris la décision d'accepter mes rebelles chroniques. Me battre contre elles sans cesse ne m'aide pas. Au contraire, elles me rappellent de mauvais souvenirs et mon traumatisme. Si j'apprends à vivre avec, à ne pas les renier, j'accepterai aussi que mon accident a fait de moi quelqu'un qui a des limites physiques et psychiques. Je serai dans l'acceptation qu'il y a des activités que je ne peux plus faire et d'autres que je dois effectuer avec plus de précaution. En prenant cette décision, je ressens un grand soulagement. Je ne guérirai sûrement jamais totalement mais ce n'est pas dramatique. J'ai fait ce que j'ai pu. Je n'abandonne pas de trouver peut-être un jour une issue à mes problèmes de dos mais je suis dans l'acceptation que je dois apprendre à vivre autrement.

En 2018, je m'étais rendue chez un podologue. C'est le seul qui m'avait exprimé clairement que je devrais vivre avec mes douleurs dorsales.

Je ne voulais pas le croire car j'avais encore l'espoir qu'elles allaient disparaître dans leur totalité. Finalement, c'est le seul qui a été honnête avec moi et aujourd'hui, je le remercie. Ma vie n'est pas pour autant moins agréable qu'avant mon accident mais elle a une autre saveur en cohabitant avec mes copines invisibles. En revanche, depuis que j'ai fait ce pas, j'ai le sentiment d'être moins sur la défensive quand on me parle de ce sujet. J'ai pris du recul sur ma situation et je me sens plus apaisée.

D'autre part, depuis mon accident, j'ai vite compris qu'il y a des moyens de diminuer plus rapidement ma souffrance avec des substances addictives comme par exemple des médicaments ou de l'alcool. Après quelques verres d'alcool, je suis dans une autre atmosphère. Mes maux s'estompent. Certes, il y a quelques secondes ou quelques heures d'apaisement mais la cause du problème n'est pas résolue. Je me suis donc promis de ne pas tomber dans une addiction pour moins souffrir. Plusieurs médecins me conseillent de prendre des médicaments lorsque mes rebelles chroniques sont trop virulentes. J'essaie de tenir ma promesse et de trouver d'autres moyens pour m'apaiser. Je désire connaître la cause de ma souffrance et non essayer de la cacher derrière des substances encore plus nocives pour mon organisme. Cette démarche me permet d'être plus à l'écoute de mon corps et de continuer à réaliser mes rêves en étant maître de moi-même.

Une autre promesse que je me suis faite est d'être le plus possible à l'écoute de mon corps et de ce qu'il veut me transmettre. C'est un exercice périlleux puisque même après sept ans, nous ne sommes pas encore sur la même longueur d'ondes. Pourtant, depuis mon traumatisme crânien, j'ai compris que sans lui, je ne pouvais rien faire. L'apprivoiser est donc essentiel pour pouvoir continuer à avancer de manière paisible. C'est la raison pour laquelle je le respecte. Quand il m'indique qu'il est à bout de course, je prends cela comme un signal d'alerte et cesse l'activité que je suis en train de faire pour me reposer. À mon réveil, il me remercie car il a retrouvé un peu d'entrain. C'est donc lui mon guide depuis mon accident et non ma raison qui dit souvent le contraire.

Au début, juste après mon accident, je ne voulais pas suivre ce que mon corps m'indiquait puisqu'il me conseillait de ralentir, de cesser une activité ou de la repousser à plus tard. Cela me frustrait et me mettait dans un état de déprime. À l'heure actuelle, si je n'arrive pas à l'écouter, je prends le temps d'en parler à quelqu'un de mon entourage. Parler de ces rebelles chroniques est très important. Premièrement, en exprimant mon vécu, je réalise que je ne suis pas la seule à vivre ainsi. Dix pourcents de la population mondiale souffre de maux de dos !

Deuxièmement, ne pas rester dans le mutisme de ma situation m'offre la possibilité de discuter avec d'autres personnes sur les solutions qu'elles ont mises en place pour guérir. Solutions nouvelles ou non, ces échanges sont essentiels pour me rétablir le plus vite possible. Finalement, se sentir écoutée et considérée est la clé de voûte de ma santé. Depuis toujours, je sais que j'ai besoin de me sentir exister grâce à la considération, la reconnaissance, la valorisation, la compréhension, l'écoute et l'attention de moi – même et de l'autre. Depuis mon traumatisme crânien, cela est devenu encore plus existentiel.

Pour poursuivre mes aspirations les plus profondes, je garde également en tête des projets à court et à long terme, possibles ou impossibles. J'avais exprimé qu'en 2016, je ne pouvais plus skier car j'avais peur de retomber sur la tête. Quatre ans plus tard, en gardant cet objectif possible à l'esprit, j'ai repris le ski, aidé par mes proches. En descendant la première piste, j'étais intérieurement morte de peur. Ensuite, petit à petit, j'ai repris confiance. Actuellement, je suis heureuse d'avoir surmonter mon angoisse. Le ski n'est plus une de mes priorités car elle me met en danger mais j'apprécie pratiquer cette activité de temps en temps pour le plaisir en faisant attention à ne pas prendre trop de risque inconsidéré.

J'ai également refait une fois du cheval car je désirais surpasser mon stress post-commotionnel. Trois ans après mon accident, j'ai fait une heure de balade au pas. Je n'étais pas du tout sereine. J'avais très peur que mon cheval parte au trot ou au galop. Dès que mon cheval baissait la tête pour essayer d'attraper des feuilles, je sentais le stress monté en moi. Tout mon corps était comme paralysé. Je n'essayais pas de le montrer. Avec du recul, je sais que j'aurais dû reprendre cette activité avec une personne habilitée à cela. Mon objectif était trop élevé. Je suis allée au-delà de mon seuil de tolérance, c'est-à-dire celui dans lequel j'ai été submergée d'adrénaline et qui m'a laissée tétanisée sur mon cheval. Je n'étais pas vraiment maître de ma monture et je n'ai pas retrouvé la notion de plaisir. À la fin de la balade, j'étais fière de moi d'avoir réussi à remonter sur le dos d'un cheval mais déçue d'avoir mis la barre trop haute et de n'avoir pas retrouvé mes sensations positives passées. Cette déception fût de courte durée. Je me suis dit que ce n'était pas indispensable de faire du cheval pour être épanouie et j'ai à nouveau repoussé ce sport à plus tard.

Quoiqu'il en soit, avoir des projets réalisables ou non en tête est un moteur pour continuer de suivre ses rêves. C'est pourquoi, depuis le mois d'août 2016, je garde toujours en mémoire une ou deux idées à mettre en place afin de réussir au fil du temps à dépasser mon stress lié à mon choc.

Cette façon de faire est une réussite puisque sept ans plus tard, mes rebelles chroniques sont toujours à mes côtés mais les impressions négatives liées à mon accident ont presque toutes disparu. Je ne vois plus mon accident comme un événement seulement négatif mais plutôt comme un épisode qui a contribué à me rendre plus forte et à mieux me connaître. Sans cet accident, je n'aurais peut-être jamais pris conscience de l'importance d'être en vie. Vivre le moment présent aurait été annexe et beaucoup d'opportunités auraient été mises de côté.

Finalement, exprimer ses émotions individuelles est indispensable au même titre que d'être à l'écoute de son corps après un traumatisme. Lorsque je ressens de la peur, de l'angoisse, de la colère ou de la tristesse, émotions associées à ce que je ressens comme douleur à un moment donné, j'essaie de formuler de la manière la plus explicite possible ce que je vis aux personnes que je côtoie. Je suis constamment en apprentissage face à cette manière de faire. Ce n'est pas facile pour moi de comprendre quel sentiment me traverse et pourquoi il est présent. C'est encore plus difficile de le transmettre à mon entourage sans les blesser ou les vexer. Je dois toujours me souvenir que chacun a son vécu, ses propres expériences qui font que le dialogue est parfois laborieux ou sans issue. Toutefois, extérioriser mes émotions est primordial pour vivre en harmonie avec mes proches, pour continuer de réaliser mes rêves et pour ne pas m'isoler.

En arrivant à Paris, je voulais réprimer ce que j'avais vécu. Je croyais à tort que cette façon d'agir permettrait d'envoyer valser mes rebelles chroniques. J'ai très vite saisi que ce n'était pas le bon chemin à emprunter. Contenir mes émotions faisait que j'étais très facilement sur la défensive quand on me parlait de douleur, d'accident, de cheval ou de n'importe quel sujet qui me renvoyait à mon propre vécu. Cette attitude me rendait nerveuse, anxieuse et émotive en deux temps trois mouvements. Depuis que je m'efforce à communiquer clairement sur ce que j'endure, je me sens plus détendue, plus en accord avec moi-même et plus empathique face aux douleurs des autres. J'ai encore beaucoup à apprendre à ce sujet mais je sais que c'est la bonne voie à suivre pour modifier mes pensées problématiques liées à mon trouble post traumatique afin de les remplacer par des réactions appropriées à ma nouvelle réalité.

Pour terminer, je veux rendre grâce à toutes les personnes qui se reconnaîtront qui ont été à mes côtés depuis mon accident. Sachez que parfois même sans le savoir, vous m'avez énormément aidée sur ce long chemin vers la guérison totale. Une oreille attentive, un partage d'expérience, un geste affectueux, un conseil avisé, toutes ces petites attentions qui font que je peux, à l'heure actuelle, poursuivre ma vie en me projetant dans un avenir serein et plein d'espérances.

Continuez à être des porteurs d'espoir même si vous n'avez pas vécu la même situation et même si vous ne comprenez pas complètement la douleur de l'autre. Depuis sept ans, votre empathie m'a beaucoup réconfortée, aidée et donné de la force. C'est grâce à vous que je suis devenue la personne que je suis avec ses faiblesses et ses forces. Un grand merci à vous d'être des anges de lumière sur qui je peux compter au quotidien et à qui je peux tout confier !

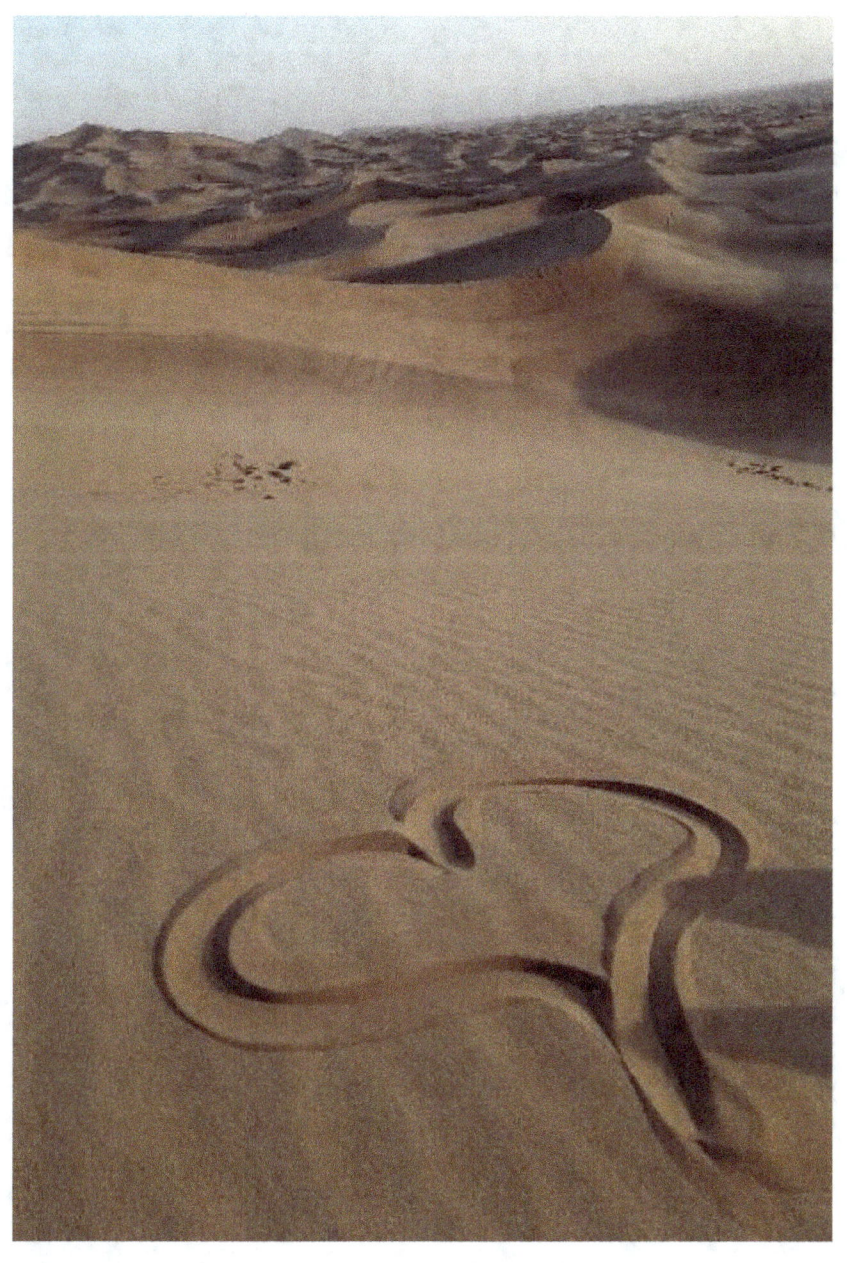

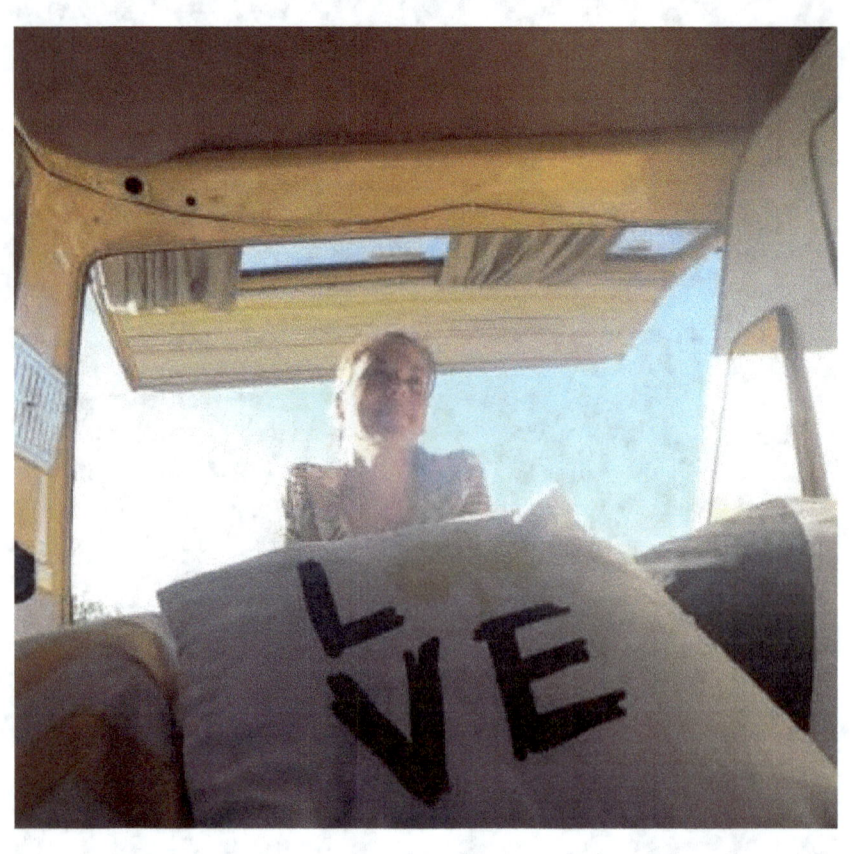

À PROPOS

DE L'AUTEUR

Elsa Baggenstos, enseignante de métier, est actuellement une maman au foyer auto-entrepreneuse. Avide de nouvelles expériences, depuis ses quatre années d'enseignement en Suisse, elle a sans cesse changé d'activités professionnelles. D'une part car son attention n'est plus la même qu'avant son accident de cheval, d'autre part car elle souhaite toujours développer d'autres compétences. Depuis deux ans, elle est à son compte car elle souhaite garder sa liberté totale afin de pouvoir voyager et sortir de sa zone de confort le plus possible. La plupart du temps elle apprend en autodidacte. Elle pense que l'être humain n'a aucune limite pour devenir ce qu'il désire être. Pour elle, atteindre ses rêves n'est pas une option, c'est la seule issue possible. C'est pourquoi, elle se lance le défi de créer un livre sur son vécu. Vivant au quotidien avec des douleurs dorsales qui l'empêchent d'être épanouie à 100%, elle croit au pouvoir de l'écriture. L'écriture est une façon d'augmenter les capacités du cerveau. Une idée déposée sur du papier libère l'esprit pour d'autres pensées. C'est ainsi que « Les rebelles chroniques » ont vu le jour, pour laisser place à d'autres projets, d'autres aventures dans la vie de l'auteure !

« Car c'est par l'écriture toujours qu'on pénètre mieux les gens. La parole éblouit et trompe, parce qu'elle est mimée par le visage, parce qu'on la voit sortir des lèvres, et que les lèvres plaisent et que les yeux séduisent. Mais les mots noirs sur le papier blanc, c'est l'âme toute nue. »

Guy de Maupassant

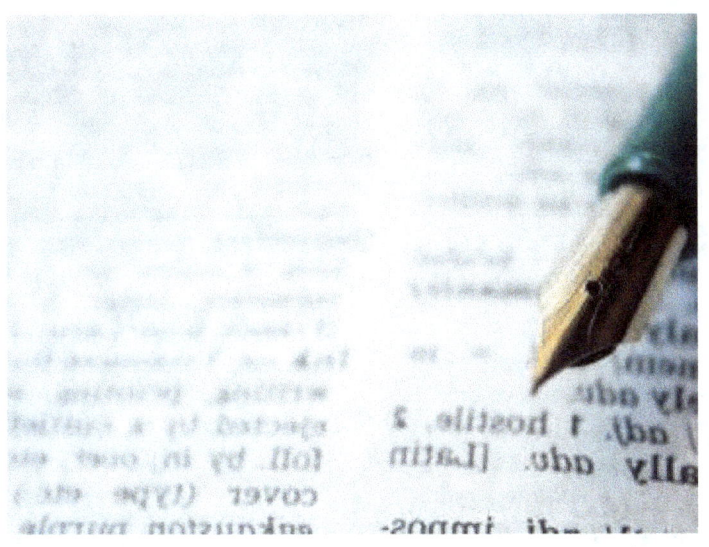

Remerciement

Ce livre doit beaucoup à la lecture aussi précieuse qu' attentive de ma maman. Un grand merci à elle.

www.ingramcontent.com/pod-product-compliance
Lightning Source LLC
Chambersburg PA
CBHW070512220526
45467CB00002B/622